PUBLICATIONS DU *PROGRÈS MÉDICAL*

FAITS

POUR SERVIR

A L'HISTOIRE DES DÉGÉNÉRATIONS SECONDAIRES

DANS LE

PÉDONCULE CÉRÉBRAL

PAR

E. BRISSAUD

INTERNE DES HOPITAUX

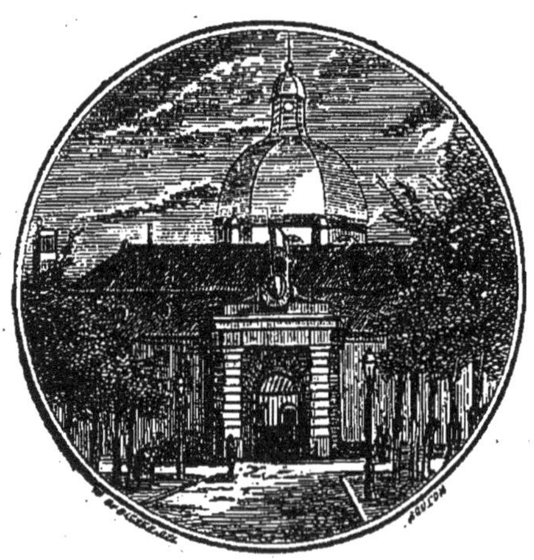

PARIS

Aux bureaux du PROGRÈS MÉDICAL | V.A. DELAHAYE & Cᵉ, Libraires-Editeurs

6, rue des Écoles, 6. | Place de l'École-de-Médecine.

1879

FAITS

POUR SERVIR

A L'HISTOIRE DES DÉGÉNÉRATONS SECONDAIRES

DANS LE

PÉDONCULE CÉRÉBRAL

Dans une leçon récemment publiée, M. Charcot s'est attaché à localiser les dégénérations secondaires dans le pédoncule cérébral et dans la capsule interne. Or, il résulte des faits observés en France par M. Charcot et en Allemagne par M. Flechsig, que les dégénérations secondaires du pédoncule, presque toujours limitées à la partie moyenne de l'étage inférieur, correspondent à une lésion analogue n'occupant jamais plus que les *deux tiers antérieurs du segment postérieur de la capsule*, c'est-à-dire la région du faisceau pyramidal.

Mais si le faisceau pyramidal est cantonné dans une si faible étendue de la capsule interne, il n'en existe pas moins pour cela des lésions du segment antérieur à la suite desquelles on peut observer des dégénérations du pédoncule. Voici, d'ailleurs, comment s'exprime à cet égard M. Charcot : « Les lésions limitées au segment antérieur déterminent une dégénération secondaire, mais cette dégénération n'affecte pas le faisceau pyramidal ; elle se traduit à l'œil nu par la présence d'une bandelette grise qui occupe le segment interne du pied du pédoncule et n'intéresse pas le segment moyen. Il existe donc, suivant toute vraisemblance, en dedans du faisceau pyramidal, un faisceau de fibres centrifuges provenant du segment antérieur de la capsule interne. Il est aussi très-probable que ces fibres s'arrêtent en bas dans un point quelconque de la protubérance, car lorsque ce faisceau est dégénéré, on ne peut le suivre dans la pyramide correspondante ; à plus forte raison ne descend-il pas dans la moelle épinière. » A l'appui de cette manière de voir, M. Charcot cite le cas d'une épileptique de son service, chez laquelle on avait observé une dégénération de la partie la plus interne du pédoncule, sans lésions dans la protubérance ni le bulbe.

Nous nous proposons de résumer quelques observations qui concordent en tous points avec la précédente, de manière à confirmer l'existence d'un faisceau de fibres centrifuges traversant le segment antérieur de la capsule interne pour se continuer dans la partie la plus interne de l'étage inférieur du pédoncule.

Observation I.—*Épilepsie. Délire épileptique. Accès impulsifs. Pneumonie. Mort. Lésion de la partie la plus antérieure de la capsule interne. (Résumé.)*— (Obs. due à l'obligeance de M. le Dr Bourneville.)

La nommée Jeanne Bes...., âgée de 67 ans, habite la Salpêtrière depuis 1860. Elle y a été admise pour des accès d'épilepsie avec crises délirantes. Elle appartient à une famille de névropathes, et, dans son enfance, elle était sujette à des frayeurs sans raisons. Jusqu'à l'âge de 28 ans, elle eut de nombreux étourdissements ; de temps à autre, au lieu de manger, elle s'endormait dans un coin. A l'âge de 33 ans, on la trouva un jour à genoux sur son lit, ne sachant ce qu'elle faisait ni où elle était. On peut supposer aujourd'hui qu'il s'agissait là d'une de ses premières attaques. En effet, à partir de cette époque, Jeanne Bes... fut atteinte d'accès épileptique parfaitement caractérisés, diurnes et nocturnes, survenant en moyenne tous les deux ou trois jours. En dehors de ces crises, elle était encore sujette à des peurs, à des terreurs, à de grandes inquiétudes ; il lui semblait qu'elle « tombait dans un précipice, qu'elle faisait un mauvais coup. » Souvent, elle se précipitait devant elle comme pour fuir, sans voir les obstacles ; cela durait deux ou trois minutes, puis elle restait dans un état d'hébétude, regardant les personnes qui l'entouraient comme si elle les voyait pour la première fois, et ne reprenait connaissance qu'après un quart d'heure environ. Elle était violente dans les périodes intermédiaires à ses crises ; elle a des colères, elle veut battre les infirmières. Dans l'après-midi, elle fait un « ramassis » de tout ce qu'elle trouve, croûtes

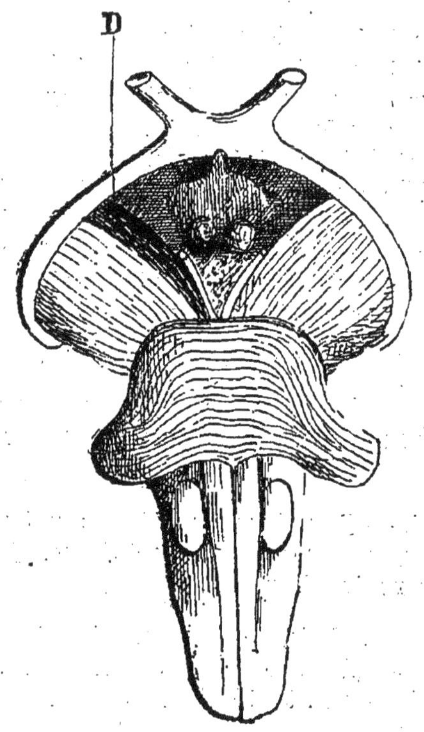

Fig. 1. — Dégénération du faisceau interne du pédoncule. — (Cas de la nommée Bes..., épileptique.) — D, le faisceau dégénéré occupe le cinquième interne du pédoncule droit. — La protubérance et le bulbe ne présentent aucune lésion analogue.

de pain, papier, viande; et mange continuellement, afin, dit-elle, de calmer ses fringales. Somme toute, déchéance intellectuelle, avec accès convulsifs et crises épileptiques larvées.

Au mois de janvier 1879, la malade est prise de fièvre avec gonflement des jambes et des paupières, palpitations de cœur et congestion pulmonaire ; aucune trace de paralysie. Elle succombe le 25 janvier 1879.

Autopsie le 26 janvier. — Outre les lésions de la pneumonie et quelques lésions viscérales, telles que corps fibreux utérins, congestion du foie, hypertrophie cardiaque et végétations mitrales, on constate dans le cerveau les altérations suivantes :

A l'inspection de la face inférieure de l'encéphale, on remarque une dégénération de la partie la plus interne du pédoncule cérébral droit. Cette dégénération occupe le cinquième interne du pédoncule, est parfaitement circonscrite et se distingue nettement des faisceaux pédonculaires sains par sa coloration grise. Dans son ensemble d'ailleurs, ce pédoncule est plus petit, plus aplati que celui du côté opposé. La moitié droite de la protubérance annulaire est un peu déprimée, surtout dans sa moitié inférieure. Le sillon de la protubérance lui-même est légèrement dévié en bas et à droite. *Les olives et les pyramides antérieures sont absolument égales et on n'y constate aucune trace de dégénération.*

Dans les hémisphères cérébraux proprement dits, on ne constate rien à la surface, et dans l'hémisphère gauche il n'existe pas de lésion centrale, mais l'hémisphère droit est le siége d'un ramollissement dont la localisation est des plus importantes, le ramollissement situé dans le domaine de l'artère lenticulo-striée a détruit toute la tête du noyau caudé qui est remplacée par une cicatrice ou une sorte de kyste d'aspect gélatineux. Par sa partie profonde, le ramollissement intéresse l'extrémité antérieure et interne du segment antérieur de la capsule interne ; légère induration de la corne d'Ammon.

OBSERVATION II. — *Ramollissement du noyau lenticulaire et du segment antérieur de la capsule interne. Dégénération de la partie interne du pédoncule.*

Honorine Chap..., âgée de 65 ans, a été admise à la Salpêtrière vers le commencement de l'année 1878. C'était à titre d'indigente qu'elle avait été reçue dans l'établissement, et comme elle n'avait aucune infirmité, elle fut employée aux ateliers de couture. Quelques jours après son entrée, elle eut une attaque apoplectique qui dura deux heures et à la suite de laquelle la bouche resta déviée pendant un certain temps. On transporta la malade dans le service d'infirmerie de M. Luys ; elle y séjourna quatre mois environ, et lorsqu'elle revint à son dortoir, ses voisines remarquèrent que, malgré l'absence complète de tout signe de paralysie, elle avait la parole très-embarrassée et surtout paraissait frappée d'une diminution considérable de l'intelligence.

Peu à peu, cette femme tomba presque tout à fait en enfance, et on la fit passer dans une salle de gâteuses. Depuis le commencement de 1879, elle paraît plus affaiblie que par le passé. Cependant elle se lève tous les jours, va et vient dans les cours, autour du bâtiment où elle habite, mais très-souvent se croit perdue, ne sait plus où elle est, appelle au secours, et les surveillantes sont obligées de la faire ramener à son lit auprès duquel elle a toutes les peines du monde à se reconnaître. Elle a tout au plus l'intelligence et surtout le caractère d'un enfant de trois ou quatre ans; elle est sensible aux remontrances et aux gronderies comme aux récompenses; mais elle n'est pas du tout paralysée, elle se sert de ses deux mains, elle marche sans appui et, au dire de la surveillante, « il faut l'entendre parler pour se douter qu'elle soit paralysée ».

Au mois de mai dernier, étant assise, elle est tombée à terre tout d'un coup, sans attaque, plongée seulement dans un profond sommeil où elle resta deux jours entiers sans manger ni boire. Depuis cet accident, ses forces semblent avoir baissé davantage ; elle tombe, s'affaisse à tout instant.

Le 12 juillet 1879, la malade perd connaissance vers midi. Elle a la bouche tournée du côté droit, et les yeux sont convulsés à droite ; écume aux lèvres, *stertor*, et, par moments, violentes secousses. Cependant cette femme ne paraît pas avoir complètement perdu conscience, car, lorsqu'on lui parle avec une certaine énergie, elle serre la main de celui qui l'interroge comme pour témoigner qu'elle comprend.

On la transporte à l'infirmerie. (Service de M. Charcot, salle Saint-Luc, n° 2.) La tête est tournée à gauche ; les yeux regardent à gauche. Résolution totale des quatre membres. Respiration bruyante, mais régulière. Les traits sont tirés du côté gauche. Absence complète des réflexes cutanés ou tendineux des deux côtés.

Le coma se prolonge sans la moindre intermittence. La température s'élève progressivement de 37° à 39°,5. Le 16 juillet, mort.

Autopsie. — Pas de lésions des viscères abdominaux ni thoraciques.

Dans le cerveau, on constate trois lésions importantes correspondant évidemment aux trois attaques dont cette femme avait été frappée depuis dix-huit mois. Ainsi que le faisaient prévoir les quelques symptômes paralytiques qu'on avait pu reconnaître dans l'état *comateux* où la malade était restée plongée, il existait dans l'hémisphère droit un foyer hémorrhagique tout récent, consistant en un épanchement encore en partie liquide, formé aux dépens du territoire lenticulo-optique. Ce foyer occupe la partie inférieure et interne du noyau lenticulaire, coupe en deux parties égales le segment postérieur de la capsule interne, s'enfonce dans l'étage pédonculaire inférieur et vient se montrer à travers la pie-mère au niveau de la partie moyenne de la face inférieure du pédoncule cérébral droit. Cette lésion suffit pour expliquer l'attaque épileptiforme qui s'était produite le 12 juillet dernier.

Sur la coupe antéro-postérieure et horizontale, on voit également du côté droit, juste au milieu de la couche optique, un petit foyer ocreux de la grosseur d'un haricot. C'est sans doute à la formation de ce petit foyer, qu'il faut rapporter l'attaque du mois de mai dernier, à la suite de laquelle la malade était demeurée plus affaissée que jamais.

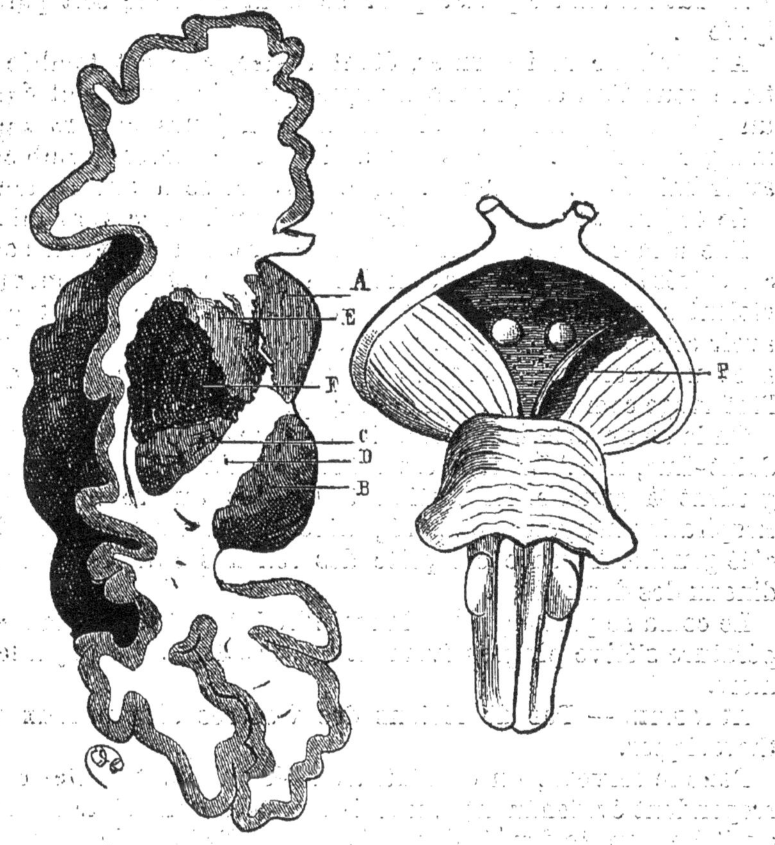

Fig. 2. — Coupe horizontale. — A, noyau caudé ; — B, couche optique ; — C, partie postérieure du noyau lenticulaire ; — D, segment postérieur de la capsule interne ; E, altération du segment antérieur au voisinage du ramollissement F, qui a énucléé en grande partie le noyau lenticulaire.

A la face inférieure du pédoncule gauche on voit en P la dégénération secondaire séparée du bord interne du pédoncule par un très petit tractus de substance blanche saine.

Enfin, dans l'hémisphère gauche, on observe une lésion des plus intéressantes consistant en un ramollissement occupant la partie externe du territoire de l'artère lenticulo-striée. Le noyau lenticulaire est presque totalement *énucléé;* il est remplacé par une sorte de loge vide, de même forme et de même volume que ce noyau. Seule, la partie postérieure du noyau lenticulaire est indemne. Quant à la capsule interne, elle est complétement ramollie dans toute l'étendue du segment antérieur (E), et le noyau caudé lui-même est atteint par la lésion. La région du genou de la capsule paraît relativement saine ; mais tout le segment postérieur est respecté, et il est impossible d'y découvrir la moindre altération de la couleur normale.

Les circonvolutions sont intactes dans toutes les parties de l'écorce cérébrale.

Le pédoncule gauche est le siége d'une dégénération grise bien manifeste, avoisinant le bord interne, et cependant séparée de ce bord par une toute petite bandelette de substance blanche. La forme de la bande de dégénération n'est pas triangulaire, comme cela se voit ordinairement dans les lésions du faisceau pyramidal. Elle est irrégulière et plutôt élargie au niveau de la protubérance. Cette dégénération est bien loin d'occuper tout le tiers interne du pédoncule ; en tout cas, elle n'atteint pas par sa partie postérieure le tiers moyen du pédoncule, occupé par le faisceau pyramidal.

Enfin, il n'y a pas la moindre apparence de lésion dans la protubérance ni dans le bulbe. La symétrie de ces organes est parfaite. Il est donc évident que la lésion dégénérative ne se continue pas dans la moelle épinière, mais s'arrête selon toute vraisemblance dans les noyaux de la moelle allongée.

Observation III. — *Ramollissement dans le centre ovale sur le trajet des fibres du segment antérieur de la capsule interne. Dégénération du faisceau interne du pédoncule.*

Louise Th.., âgée de 58 ans, entre à l'infirmerie de la Salpêtrière, salle Saint-Alexandre, n° 24, vers le commencement du mois de juin 1879.

Cette femme, emphysémateuse et cardiaque, est atteinte d'une hémiplégie gauche très-légère, sans paralysie faciale. On pourrait même considérer cette hémiplégie comme à peu près guérie. La jambe est tout à fait libre, et il ne subsiste qu'une sorte de lourdeur et de maladresse du bras gauche avec une notable diminution de la force musculaire.

La malade raconte que cette paralysie date de vingt ans environ, qu'elle a été beaucoup plus prononcée au début, mais qu'elle s'est très-rapidement améliorée, et que depuis très-longtemps son état n'a subi aucune aggravation.

Vers l'époque de la guerre, en 1870 ou 1871, elle a « perdu la tête », a eu des hallucinations, un peu de délire de persécution, et encore actuellement, d'après le témoignage de la surveillante et des malades voisines, cette femme bat un peu la campagne; en tout cas, elle fait beaucoup d'efforts pour rappeler ses souvenirs.

L'affection cardiaque dont elle est atteinte fait de rapides

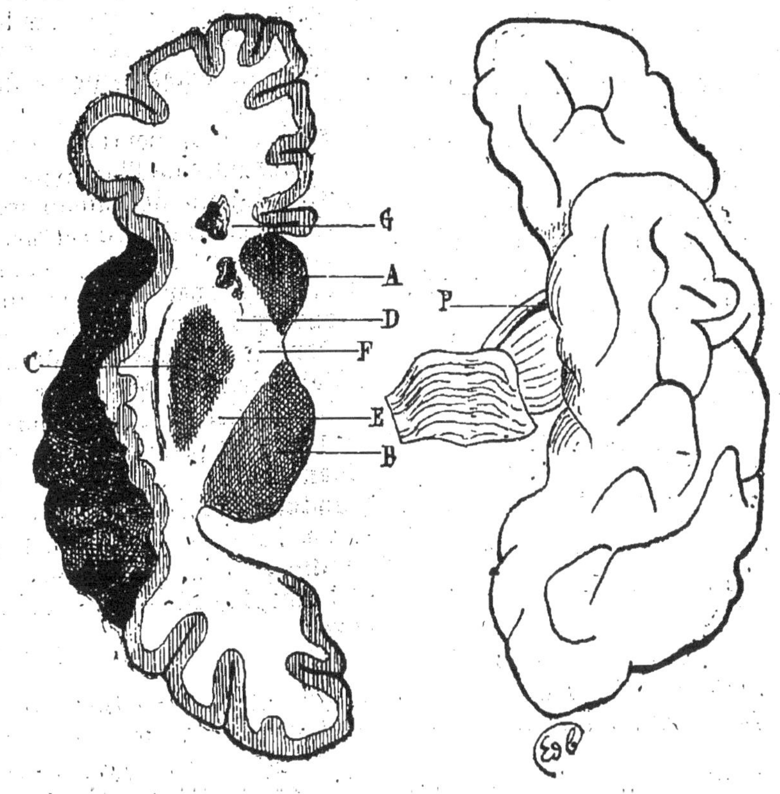

Fig. 3. *Fig. 4.*

Fig. 3. — A, noyau caudé ; — B, couche optique ; — C, noyau lenticulaire ; — D, segment antérieur de la capsule interne ; — E, segment postérieur ; — F, genou de la capsule ; — G, deux petits foyers occupant la partie la plus antérieure du segment antérieur et le centre ovale sur le prolongement du segment antérieur.

Fig. 4. — P, dégénération secondaire dans la partie interne du pédoncule.

progrès ; l'asystolie se déclare vers la fin du mois de juin, et la malade succombe le 22 juillet.

Autopsie (Résumé). — *Encéphale.* — 1° Hémisphère droit. Pas de lésions de l'écorce. Un foyer d'hémorrhagie ancienne (foyer ocreux) entre la capsule externe et le putamen. Ce foyer s'étend en arrière et en dedans jusqu'au voisinage de la capsule interne. Dans la capsule, vers la réunion des deux tiers antérieurs avec le tiers postérieur du segment postérieur, on voit une petite tache grise, qui tranche nettement sur la couleur blanche de la région. Des corps granuleux en assez grande abondance démontrent qu'il s'agit bien là d'un foyer de dégénération.

Pédoncule. — On distingue une bandelette triangulaire située à l'union des deux tiers antérieurs et du tiers postérieur. C'est la dégénération vulgaire; elle est cependant remarquable par ses petites dimensions qui expliquent la faible importance des symptômes hémiplégiques. Il existe une légère atrophie de la pyramide antérieure droite.

2° Hémisphère gauche. Rien dans l'écorce du cerveau; mais sur la coupe horizontale et antéro-postérieure de l'hémisphère on constate l'existence de deux petits foyers de ramollissement. Ces deux petits foyers sont situés en avant du segment antérieur de la capsule interne. Ils ont tous les deux la grosseur d'un haricot et paraissent bien occuper le trajet des fibres du centre ovale de Vieussens qui vont rejoindre ce segment antérieur de la capsule. Dans la capsule elle-même on ne distingue aucune lésion. Mais dans le pédoncule on aperçoit très-nettement une bandelette grisâtre de dégénération secondaire, séparée du bord interne du pédoncule par un très-mince tractus de substance blanche. Les dimensions de cette traînée de dégénération secondaire, d'ailleurs fort restreinte, et sa situation à la partie interne du pédoncule, concordent parfaitement avec l'étendue et le siége de la lésion dans le centre ovale. Il n'y a pas d'atrophie ni de coloration anormale de la pyramide antérieure.

Observation IV. — *Hémiplégie gauche avec contracture secondaire. Ramollissements multiples dans le domaine de l'artère lenticulo-optique droite. Dégénération du faisceau pyramidal. Ramollissement de l'hémisphère gauche n'intéressant pas les régions motrices, mais divisant la capsule interne au niveau du genou. Dégénération consécutive du faisceau interne du pédoncule.*

Mme Fourn..., âgée de 55 ans, a eu plusieurs attaques de paralysie. La première, en 1872, est survenue pendant le sommeil; c'était une légère hémiplégie gauche sans aucun trouble de la parole. La deuxième attaque a eu lieu en février 1875; celle-ci s'est produite également sans perte de connaissance; mais c'était une hémiplégie droite accompagnée d'un peu d'aphasie. Il semble même que cette aphasie ait plus particulièrement affecté l'usage des substantifs. Au mois de février 1876, d'après les renseignements consignés dans une observation recueillie par M. Pitres, elle n'avait plus qu'une très petite gêne de la prononciation. On constatait encore à cette époque une paralysie légère du côté droit de la face; la langue était un peu déviée vers le côté gauche. Il existait, en outre, une paralysie avec contracture du membre supérieur gauche. Cette contracture était plus marquée au coude qu'à l'épaule. Dans le membre inférieur, la raideur était également très prononcée, mais cependant moins qu'au membre supérieur,

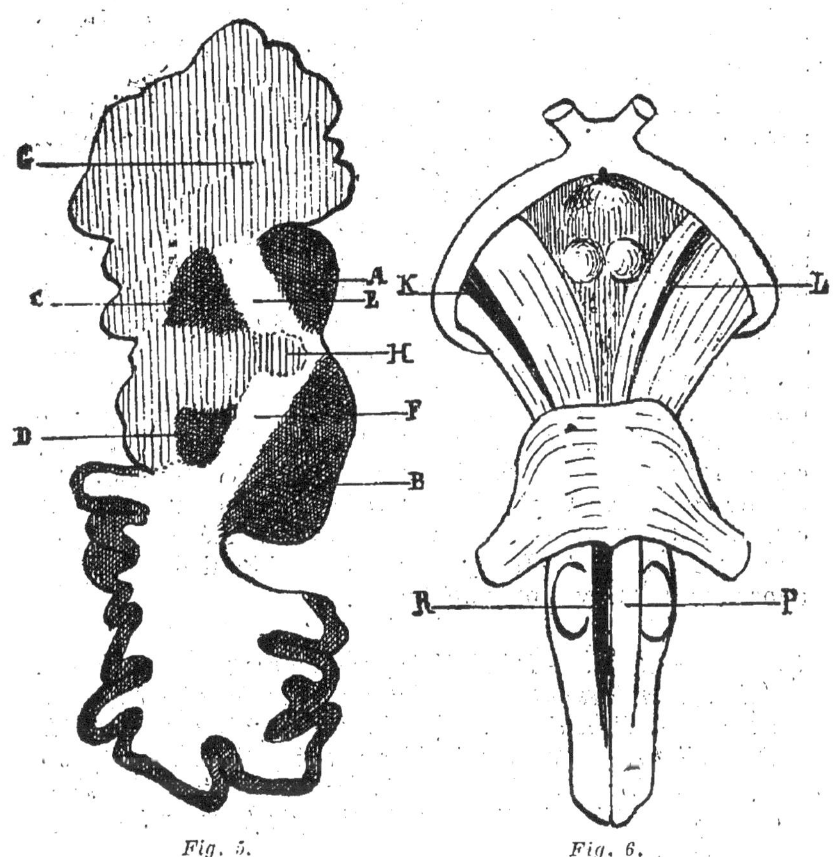

Fig. 5. *Fig. 6.*

Fig. 5. — *Sur la coupe horizontale du cerveau.* — A, noyau caudé. — B, couche optique. — C, partie antérieure du noyau lenticulaire. — D, partie postérieure du noyau lenticulaire. — E, segment antérieur de la capsule interne (sain). — F, segment postérieur (sain). — G, ramollissement récent dans tout le domaine de la sylvienne. — H, lésion ancienne occupant exactement le genou de la capsule.

Fig. 6. — *Sur les pédoncules.* — L, dégénération secondaire correspondant à la lésion. — H, la pyramide de ce côté P, est normale. — K, dégénération provenant du foyer situé dans l'hémisphère droit. Cette dégénération occupe la partie postérieure du faisceau pyramidal ; elle se prolonge dans la pyramide droite (R).

et elle peut imprimer à sa jambe quelques légers mouvements.

Les membres du côté droit ne présentent pas de rigidité. La malade peut les remuer très facilement et elle serre très fort de la main droite. La sensibilité est conservée partout;

mais la mémoire et l'intelligence sont considérablement affaiblies et la malade est gâteuse.

Au commencement du mois de mai 1879, cette femme se plaint d'éprouver des étourdissements. Le dimanche 5 mai, à six heures du matin, elle perd tout à coup connaissance en poussant des gémissements. La tête est tournée du côté gauche; la respiration est forte et bruyante; les pupilles sont très largement dilatées et les yeux sont tournés à gauche. Il ne semble pas qu'il y ait eu d'attaques épileptiformes. Coma profond; transpiration abondante. Mort le 6 mai, à onze heures du matin.

Autopsie pratiquée le 8 mai. — *Aspect extérieur du cerveau.* Le lobe droit du cerveau se tient ferme et consistant; le lobe gauche est mollasse, comme avachi; il s'étale sur la table et présente ainsi une apparence d'hypertrophie. De ce côté, toute la partie inférieure du lobe frontal est rongée, infiltrée de sang, la méninge y est adhérente et les vaisseaux de cette membrane sont remplis par des caillots cruoriques. Ce vaste ramollissement occupe toutes les circonvolutions inférieures du lobe frontal; mais il respecte la moitié postérieure des deux premières circonvolutions antéro-postérieures et les trois quarts supérieurs de la circonvolution frontale ascendante. En arrière, il s'étend à tout le lobe pariéto-sphénoïdal. A la partie interne de l'hémisphère, on constate que l'artère cérébrale antérieure n'est pas oblitérée, et, en effet, le lobe carré a conservé son apparence normale. Un caillot occupe le tronc de l'artère sylvienne en aval de l'artère cérébrale antérieure; ce caillot envoie des ramifications dans toutes les branches de la sylvienne, mais laisse intacte la partie supérieure du lobe pariétal et du lobe frontal.

Dans toute l'étendue du ramollissement superficiel dont les limites viennent d'être décrites, les parties correspondantes du centre ovale sont complétement détruites. A la face interne de l'hémisphère, on voit que la couche optique est conservée tout entière ainsi que toute la tête du noyau caudé, mais le tiers moyen du noyau caudé est complétement détruit, il n'en reste plus trace, et on n'en observe également plus que quelques vestiges à sa partie tout à fait postérieure, c'est-à-dire au niveau de sa réflexion sur la couche optique.

Coupe horizontale de l'hémisphère. — La capsule interne est intacte dans tout son segment postérieur. Le segment antérieur est légèrement coloré en jaune, mais il semble un peu envahi par le récent ramollissement qui vient d'être décrit; cependant, au niveau du genou de la capsule, on distingue nettement un petit foyer jaune de dégénération secondaire, qui doit représenter évidemment le vestige du premier ramollissement auquel la malade avait dû son hémiplégie droite, ramollissement qu'il est impossible de retrouver au milieu des dégâts occasionnés par l'oblitération toute récente de l'artère sylvienne.

La coupe des circonvolutions de la région motrice restées saines ne donne pas de résultats, ce qui laisse à supposer que le ramollissement primitif, qui a donné lieu à la dégénération du genou de la capsule, occupait la partie inférieure de la circonvolution frontale ascendante et peut-être la troisième circonvolution frontale.

Hémisphère droit. — A la face interne de cet hémisphère, on observe, juste au-dessus de la couche optique, un ramollissement de la grosseur d'une pièce de 20 centimes ayant coupé en travers le noyau intra-ventriculaire du corps strié.

Coupe horizontale. — Cette coupe, pratiquée suivant la méthode de Flechsig, fait voir que la capsule interne n'est intéressée que dans la partie antérieure de son segment postérieur. Examinée à l'état frais, cette partie de la capsule, où siége la coloration dégénérative, renferme de nombreux corps granuleux.

La partie réfléchie du noyau caudé a subi une décoloration qui dénote qu'elle est ramollie elle-même. La couche optique n'a rien; cependant, en A, on voit une petite lacune, de même qu'en B et B', dans les parties centrales de la tête et de la queue du noyau caudé, on distingue une sorte de ramollissement qui n'est évidemment que le prolongement du ramollissement de la partie moyenne. Ces petits ramollissements voisins les uns des autres, sur une même coupe, séparés par du tissu sain, ne sont évidemment que les prolongements d'un même ramollissement de l'artère opto-striée.

Les coupes horizontales parallèles à la coupe précédente, mais plus rapprochées de la base du cerveau, font voir en outre que, plus profondément, le segment externe du noyau lenticulaire est également occupé par un petit ramollissement; et que la partie moyenne du segment postérieur de la capsule interne est touchée dans une étendue très-restreinte où les fibres ont une coloration jaune.

Pédoncules, protubérance et bulbe. — Pas d'asymétrie de la protubérance. Le pédoncule du côté droit est le siége d'une coloration d'un gris jaunâtre (dégénération secondaire) occupant la partie moyenne de la face pédonculaire inférieure. Cette tache est triangulaire; elle a sa base dirigée en avant et en dehors. Le pédoncule du côté gauche présente, à la réunion du premier avec le second quart interne, une couleur foncée indiquant une petite dégénération secondaire; cette dégénération n'a pas la localisation habituelle, elle représente une des variétés du type de dégénération pédonculaire interne.

Le bulbe présente l'atrophie ordinaire de la pyramide droite.

Le côté gauche, au contraire, n'offre pas d'altération analogue.

Observation V. — *Hémiplégie gauche avec contracture secondaire. Hémorrhagie du tiers moyen du segment postérieur de la capsule interne. Ramollissement du genou de la capsule.*

A l'autopsie de la femme Bourd.., dont nous ne rapportons pas l'observation clinique, voici les lésions encéphaliques que nous avons observées : Dégénération secondaire bien manifeste de la pyramide antérieure du côté droit. Cette pyramide est réduite à la moitié de ses dimensions ordinaires ; elle est jaunâtre, demi-transparente. Dans le pédoncule, on constate une dégénération correspondant au siége du faisceau pyramidal, c'est-à-dire qu'elle est située dans la partie moyenne du pédoncule, et qu'elle a une forme triangulaire, à base dirigée en avant et en dehors. Mais, outre cette dégénération pédonculaire du faisceau pyramidal, on remarque, en avant et en dedans, non loin du bord interne du pédoncule, une autre bandelette de dégénération, située environ au point de réunion du premier quart interne avec le second quart de la face inférieure du pédoncule. Entre ces deux bandelettes de dégénération, la substance du pédoncule est parfaitement blanche et saine.

L'existence de deux dégénérations pédonculaires bien distinctes et séparées faisait naturellement supposer *a priori* la présence de deux lésions également distinctes et séparées dans les centres hémisphériques. Sur une section horizontale de l'hémisphère droit, il fut effectivement démontré que deux foyers différents, comme siége et comme nature, avaient présidé à la formation de la double dégénération pédonculaire. On constata d'abord, sur une première coupe horizontale où le noyau lenticulaire et la couche optique n'apparaissaient pas encore, un foyer de ramollissement situé exactement dans la région de l'expansion pédonculaire qui correspond au genou de la capsule interne.

Ce ramollissement se portait en arrière et en dehors, et allait se terminer dans le noyau lenticulaire, après avoir divisé la capsule dans toute sa largeur. Sur une seconde coupe, pratiquée plus inférieurement à une hauteur où les trois noyaux occupent la situation et les rapports bien connus de la coupe horizontale, on constatait l'existence d'un foyer ocreux, tout à fait indépendant du ramollissement lenticulaire. Ce foyer ocreux traversait la partie postérieure de la capsule interne, de manière à intercepter le trajet de ses fibres dans toute sa moitié postérieure, et se perdait en dedans au milieu de la couche optique.

Nous signalerons pour mention, bien qu'elles n'aient pas dans le cas particulier la moindre application à l'étude des dégénérations qui nous occupent, deux lésions de l'hémisphère gauche, situées, l'une dans le noyau lenticulaire, l'autre à la partie postérieure de la couche optique, c'est-à-dire dans des points absolument symétriques aux deux localisations signalées dans l'hémisphère droit.

Il est également assez remarquable que la lésion du noyau lenticulaire, consistant en une lacune de ramollissement, était le point de départ d'une petite traînée de dégénération, traversant obliquement le segment antérieur de la capsule, pour aller se perdre dans la substance grise du noyau caudé.

Cette petite dégénération nous a été rendue très-manifeste par l'examen microscopique.

Observation VI. — *Parésie du côté gauche. Paralysie faciale. Dégénération dans la région interne du pédoncule.* (*Résumé.*)

A l'autopsie de la femme Nanct... morte au mois de juin dernier dans le service de M. Charcot, à la Salpêtrière, nous avons constaté deux petits foyers de ramollissement, immédiatement en arrière du genou de la capsule interne. Dans le pédoncule, on distinguait nettement une petite traînée de dégénération grise, au niveau de la réunion du tiers antérieur avec le tiers moyen de l'étage inférieur.

Observation VII. — *Hémiplégie droite, aphasie, contracture secondaire. Ramollissement de tout le domaine cortical et central de la sylvienne.* (*Résumé.*) (1).

La femme R... aphasique et paralysée du côté droit depuis quatre ans, très-faible d'intelligence, succombe à une néphrite interstitielle, le 28 juin 1876.

Autopsie. — *Cerveau.* — L'hémisphère droit qui est sain pèse 480 grammes. L'hémisphère gauche pèse 270 grammes. Les artères de la base sont très-athéromateuses. Le tronc basilaire présente plusieurs plaques d'artério-sclérose. La communicante postérieure gauche est réduite à l'état d'un cordon filiforme, blanc et plein. Il en est de même de la cérébrale antérieure depuis son origine jusqu'à l'abouchement de la communicante antérieure. La sylvienne gauche est très-altérée ; elle

(1) Cette observation est tirée de l'atlas des localisations cérébrales de la Salpêtrière.

présente plusieurs oblitérations superposées, paraissant dues

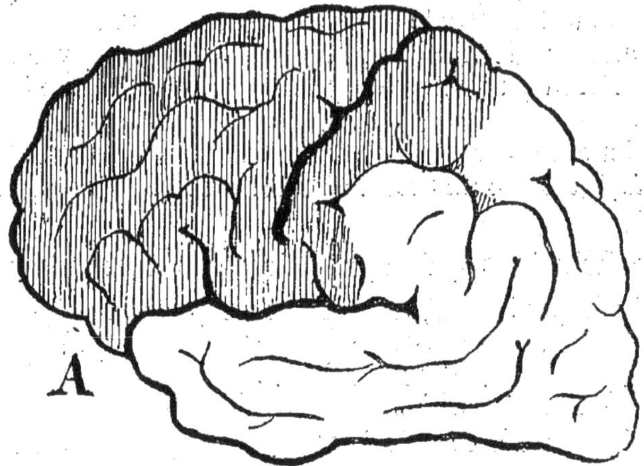

Fig. 7. — A, ramollissement d'une grande partie des circonvolutions de l'hémisphère gauche.

à des plaques d'artério-sclérose oblitérante.

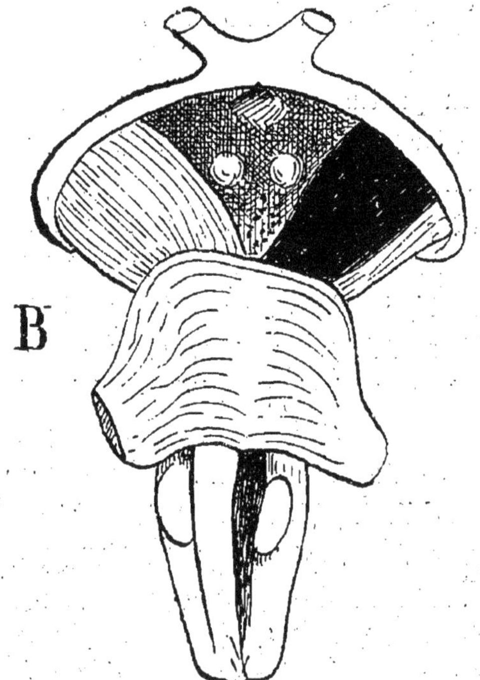

Fig. 8. — B, dégénération pédonculaire intéressant le faisceau interne et le faisceau moyen de l'étage inférieur.

Plus de la moitié des circonvolutions de l'hémisphère gauche sont atrophiées ; elles sont représentées par des sortes de petits moignons celluleux ou jaunâtres, ramollis, réduits à l'état de plaques jaunes. Sur des coupes, on constate que dans leur moitié antérieure le corps strié et la couche optique sont réduits en bouillie. La capsule interne est conservée dans son tiers postérieur, ainsi que la moitié postérieure de la couche optique.

Le pédoncule cérébral gauche est plus petit que le droit. *Sa face inférieure a une teinte grise, sauf à sa partie externe.*

Les conclusions qu'on peut tirer des faits qui précèdent sont très-importantes, aussi bien au point de vue de l'anatomie normale de l'expansion pédonculaire qu'au point de vue de la physiologie pathologique des altérations de la capsule interne. En effet, l'examen comparatif du siége de la dégénération capsulaire et de la localisation spéciale de la même dégénération dans le pédoncule, permet de suivre exactement le trajet de la grande commissure, qui relie les centres moteurs du cerveau aux divers étages de la moelle épinière.

1° Entre la partie moyenne du pédoncule qui renferme ce que l'on est convenu d'appeler le faisceau pyramidal, et le bord interne du pédoncule, il existe, dans l'étage inférieur, un faisceau qu'on pourrait désigner sous le nom de *faisceau pédonculaire interne*, et qui est fréquemment envahi par la dégénération secondaire. Cette dégénération occupe tantôt ce faisceau tout entier (observation VII); tantôt seulement sa partie la plus interne (observation I); tantôt sa partie moyenne (observations II, III); tantôt enfin, sa partie la plus externe qui confine au faisceau pyramidal (observations IV, V, VI). Souvent, la dégénération de ce faisceau pédonculaire interne est isolée (observations I, II, III, VI) ; souvent aussi elle est combinée avec la dégénération du faisceau pyramidal, comme cela peut arriver dans les oblitérations totales de la sylvienne (observation VII) ; mais, quelquefois aussi, sur le même pédoncule, on remarque en même temps que la dégénération pédonculaire interne, une dégénération partielle du faisceau pyramidal qui est séparée de la précédente par un tractus intermédiaire de substance blanche saine (observation V). Ce sont les cas de ce genre qui présentent le plus d'intérêt, en ce sens qu'on peut retrouver dans la capsule interne des lésions également distinctes et séparées, correspondant aux deux dégénérations de l'étage inférieur.

2° *Au point de vue clinique*, les observations qui précèdent ne sont pas moins instructives. Dans les trois premières, la paralysie proprement dite faisait défaut ; on n'avait constaté que des troubles de l'intelligence, une sorte de déchéance intellectuelle comme il est fréquent d'en observer après certaines attaques d'apoplexie, alors même que ces attaques ne sont suivies que d'une hémiplégie passagère. C'est dans ces trois cas que la dégénération pédonculaire occupait la partie la plus interne de l'étage inférieur ; quant aux altérations de la capsule interne, elles occupaient le segment antérieur.

Dans les observations IV, V, VI, l'hémiplégie avait disparu presque totalement ; mais il restait soit de la paralysie faciale, soit de l'aphasie, soit de la paralysie de la langue. Or, la dégénération pédonculaire correspondant à ces symptômes d'hémiplégie faciale était représentée par une traînée grise située immédiatement en avant du faisceau pyramidal proprement dit. Dans la capsule interne, la lésion avait également une localisation intermédiaire entre le segment antérieur et le segment postérieur : elle était très-nettement confinée à la région désignée par Flechsig, sous le nom de genou de la capsule interne.

De tout ce qui précède, il résulte que les dégénérations secondaires, à la partie interne du pédoncule cérébral, proviennent toujours d'une dégénération ou de toute autre altération du segment antérieur et du genou de la capsule interne. Pour ce qui concerne les paralysies de la face, de la langue, si communes dans l'hémiplégie vulgaire, la dégénération secondaire appartient au type interne que nous venons de décrire. *Le faisceau interne du pédoncule renferme donc des fibres motrices comme le faisceau pyramidal proprement dit*, et, bien que ces fibres s'arrêtent dans la région du bulbe ou de la protubérance, elles n'en ont pas moins des attributions identiques à celles des pyramides antérieures. Aussi, nous paraît-il fâcheux de considérer l'expression de *faisceau pyramidal* comme synonyme de *faisceau moteur volontaire*. Cette dernière appellation, très-justement préférée par Ferrier, Carville et Duret, n'exclue pas de l'ensemble des fibres motrices les faisceaux qui vont de l'écorce cérébrale aux noyaux bulbaires.

VERSAILLES. — IMPRIMERIE CERF ET FILS, 59, RUE DUPLESSIS.

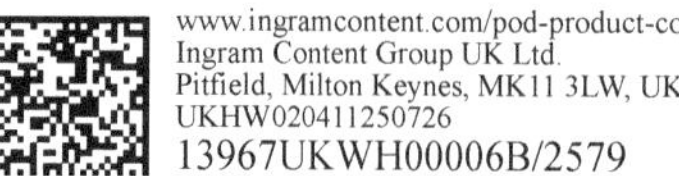

www.ingramcontent.com/pod-product-compliance
Ingram Content Group UK Ltd.
Pitfield, Milton Keynes, MK11 3LW, UK
UKHW020411250726
13967UKWH00006B/2579